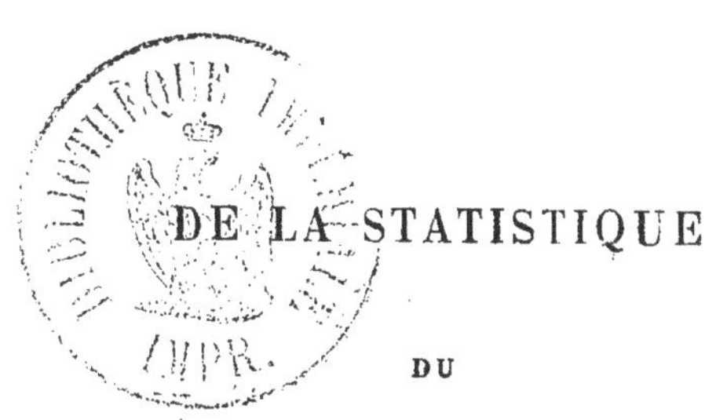

DE LA STATISTIQUE

DU

SERVICE D'ACCOUCHEMENTS

DE L'HOPITAL DE LA PITIÉ

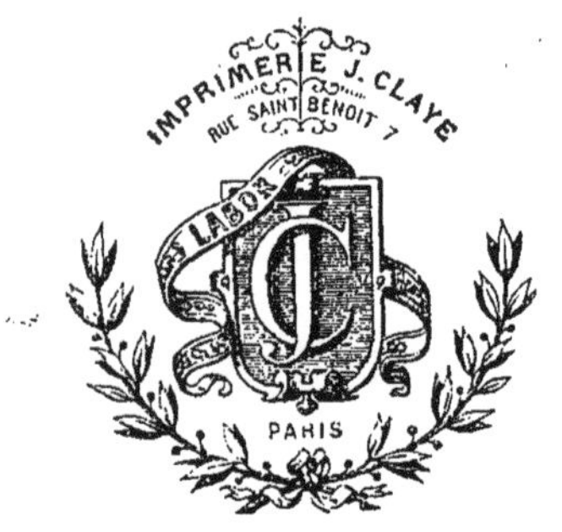
IMPRIMERIE J. CLAYE
RUE SAINT BENOIT 7
LABOR
PARIS

DE LA STATISTIQUE

DU

SERVICE D'ACCOUCHEMENTS

DE L'HOPITAL DE LA PITIÉ

ET DES MESURES HYGIÉNIQUES INSTITUÉES DANS CET HOPITAL CONTRE LA FIÈVRE PUERPÉRALE

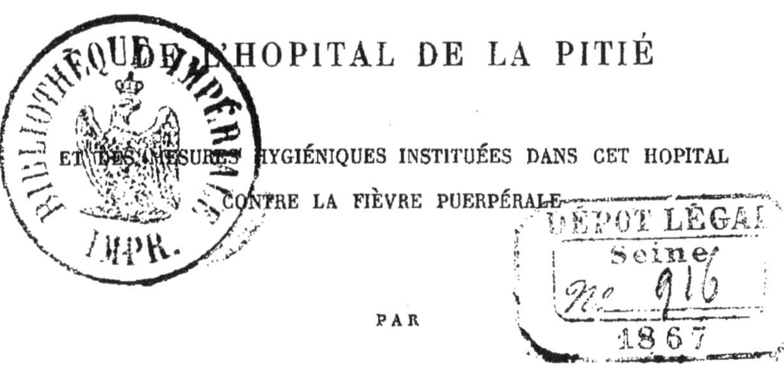

PAR

G. S. EMPIS

Professeur agrégé à la Faculté de médecine de Paris
Médecin de l'hôpital de la Pitié
Chevalier de la Légion d'honneur, membre de la Société anatomique, etc.

PARIS

P. ASSELIN, SUCCESSEUR DE BÉCHET JEUNE ET LABÉ

LIBRAIRE DE LA FACULTÉ DE MÉDECINE

Place de l'École-de-Médecine

1867

DE LA STATISTIQUE

DU

SERVICE D'ACCOUCHEMENTS

DE L'HOPITAL DE LA PITIÉ

ET DES MESURES HYGIÉNIQUES INSTITUÉES DANS CET HOPITAL CONTRE LA FIÈVRE PUERPÉRALE

Nommé médecin de l'hôpital de la Pitié le 1er janvier 1863, et comme tel, chargé de la direction médicale du service d'accouchements, j'entrai dans mes nouvelles fonctions sans avoir d'idées bien arrêtées sur la nature et sur l'étiologie de la fièvre puerpérale.

Dans les discussions récentes qui s'étaient élevées à ce sujet, au sein de l'Académie, nos maîtres s'étaient partagés en opinions diverses :

De part et d'autre des arguments puissants avaient été dirigés pour et contre l'essentialité de l'affection ; pour et contre sa nature infectieuse ; pour et contre sa contagiosité.

Après ces mémorables discussions, comme la plupart des médecins auxquels l'occasion de se faire une opinion personnelle n'avait pas été offerte, j'étais resté incertain et indécis sur la meilleure cause ; car de ces débats, il ressortait surtout que l'affection puerpérale était souvent épidémique, et que la constitution médicale jouait un rôle capital dans son étiologie.

Là se bornaient à peu près toutes mes convictions sur les causes de la fièvre puerpérale, lorsque je me trouvai, presque au début de mes fonctions, aux prises avec cette redoutable maladie.

Comme mes prédécesseurs dans le service, n'ayant point encore d'idées bien arrêtées sur la nature infectieuse de l'affection et sur sa contagiosité, je ne pris tout d'abord aucune mesure spéciale dans le but d'empêcher sa propagation et de prémunir les femmes saines contre la contagion.

Selon les coutumes du service, je conservais les femmes malades dans la même salle que les nouvelles accouchées; elles mouraient à côté de ces dernières, et à peine mortes, le lit qu'elles occupaient était donné à une entrante nouvelle.

Cependant la maladie prit le caractère épidémique; et du 1er février 1863 au 30 avril suivant, sur un total de 154 accouchements, 18 femmes succombèrent à cette cruelle affection. C'était donc une mortalité de 11,6/10 p. 100!

Justement terrifié par ce résultat qué j'aurais mis volontiers sur le compte de mon impéritie, je voulus savoir jusqu'où il était accidentel dans cet hôpital, et si la mortalité des femmes en couches avait été aussi formidable pendant les autres années, sous la direction savante de mes prédécesseurs dans le service.

Voici ce que la statistique des années précédentes répondait à la question que je voulais éclaircir :

Depuis le 1er janvier 1858 jusqu'au 31 décembre 1862, c'est-à-dire pendant les cinq années qui ont précédé ma venue dans le service qui se compose de 31 lits, et dans lequel il se fait actuellement chaque année de 5 à 600 accouchements, il s'y était fait 2,223 accouchements, sur lesquels 169 femmes avaient succombé à la fièvre puerpérale.

La mortalité avait donc été de 7, 6/10 p. 100, répartie pour chaque année de la façon suivante :

Années.	Accouchements.	Décès.	Mortalité.
1858. . .	403 . . .	49 . . .	12,1/10 p. 100.
1859. . .	464 . . .	17 . . .	3,6/10 —
1860. . .	460 . . .	27 . . .	6,1/10 —
1861. . .	436 . . .	50 . . .	11,4/10 —
1862. . .	460 . . .	26 . . .	5,6/10 —

D'où il ressort que la mortalité de 11,6/10 p. 100 que je

venais d'éprouver sur les 154 femmes en couches qui m'avaient été confiées était encore inférieure à celle qui avait frappé la totalité des accouchements de 1858 ; qu'elle était presque égale à celle des accouchements de 1861 ; et qu'elle était assez peu éloignée de la moyenne générale des autres années pour qu'on ne dût pas la considérer comme un fait exceptionnel.

Je fus vivement ému par cet état de choses. Il me parut désolant qu'une quarantaine de femmes, dans toute la force de l'âge et de la santé, pussent venir chaque année dans mon service payer de leur vie leur enfantement !

Tout en laissant une part au génie épidémique et à l'influence que la constitution atmosphérique peut exercer sur la fièvre puerpérale, je résolus d'étudier sans relâche les conditions dans lesquelles elle apparaîtrait dans mes salles ; et comme l'hypothèse que cette maladie pût être à la fois infectieuse et contagieuse ne pouvait être tout au plus que stérile, mais qu'elle ne pouvait conduire à aucun danger, je me déterminai à appliquer rigoureusement toutes les mesures prophylactiques découlant de cette opinion, et qui me paraîtraient de nature à prévenir le développement de l'affection et à empêcher son endémicité.

Je viens apporter ici les résultats de mes études pendant quatre années consécutives.

Mon travail sera divisé en deux parties.

A. Dans la première, j'exposerai la statistique des accouchements qui ont eu lieu dans mon service pendant chaque année, et celle des décès qui leur correspondent, en faisant ressortir parmi ces derniers ceux qui appartiennent à la fièvre puerpérale et ceux qui lui sont complétement étrangers.

Je rapprocherai ensuite ma statistique de celle des maternités, de celle des services d'accouchements dans les hôpitaux non spéciaux, enfin de celle des accouchements à domicile.

B. Dans la deuxième partie, j'indiquerai quelles sont les mesures qui ont été instituées dans mon service pour prévenir l'endémicité de la fièvre puerpérale, et j'en discuterai la valeur en les comparant aux mesures qui ont été proposées ou même déjà mises en vigueur par d'autres praticiens.

PREMIÈRE PARTIE

I.

Statistique des accouchements et des décès des années 1863, 1864, 1865 et 1866 (1).

L'année 1863, qui avait commencé si mal pour les femmes en couches de l'hôpital de la Pitié, se termina d'une façon très-satisfaisante. Dès l'application des mesures hygiéniques que j'instituai dans le service, la fièvre puerpérale cessa d'y être endémique; il en résulta que du 1er mai au 31 décembre de cette même année, sur un total de 324 accouchements, 4 femmes seulement succombèrent.

Le chiffre de la mortalité générale des femmes en couches pour 1863 fut singulièrement modifié par l'état sanitaire des huit derniers mois de l'année; en effet, au lieu d'une mortalité de 11,6/10 p. 100, qui avait été le résultat de l'endémicité de la fièvre puerpérale pendant les premiers mois, il n'y avait plus qu'une mortalité de 1, 2/10 p. 100 pour le reste de l'année; ce qui donnait pour l'année entière, sur un total de 534 accouchements, 22 décès; c'est-à-dire une mortalité de 1, 0/10 p. 100, chiffre vers lequel n'était jamais descendu celui de la mortalité des années précédentes.

Voici le relevé, mois par mois, des accouchements et des décès pour cette première année de ma direction du service des accouchements.

(1) La statistique de 1866 est arrêtée au 1er décembre.

1863. Mois de l'année.	Nombre des accouchements.	Nombre des décès.
Janvier.	56	0
Février.	53	6
Mars.	55	6
Avril.	46	6
Mai.	42	1
Juin.	40	2
Juillet	35	0
Août.	45	0
Septembre.	41	0
Octobre.	33	1
Novembre.	38	0
Décembre.	50	0
Totaux. . . .	534	22

Il est bon de remarquer, à l'occasion de ce premier tableau, que l'épidémie de fièvre puerpérale, qui a causé 18 décès pendant les mois de février, mars et avril, a pris naissance dans l'hôpital pendant les mois qui ont été le plus chargés d'accouchements, et qu'elle s'est éteinte au mois d'avril, non-seulement au moment où j'instituai de nouvelles mesures hygiéniques, mais encore en même temps que le nombre des accouchements descendait à 46 et tombait successivement, les mois suivants, à 42, 40, 35.

J'insiste sur ce premier point parce qu'on va voir par le tableau des accouchements et des décès de l'année suivante, que malgré un nombre d'accouchements bien supérieur à celui de l'année 1863, pendant les cinq premiers mois de l'année, et malgré une apparence d'encombrement présentée par les chiffres, j'ai pu éviter que la fièvre puerpérale ne devînt endémique, et que mes malheureuses accouchées ne fussent décimées par la maladie, comme elles l'avaient été pendant les premiers mois de l'année précédente. — Voici ce tableau :

1864. Mois de l'année.	Nombre des accouchements.	Nombre des décès.
Janvier.	66	0
Février.	57	1
Mars.	58	1
Avril	52	2
A reporter. . . .	233	4

1864. Mois de l'année.	Nombre des accouchements.	Nombre des décès.
Report. . . .	233	4
Mai.	54	2
Juin.	31	0
Juillet	44	0
Août	55	2
Septembre.	36	1
Octobre.	31	3
Novembre.	40	0
Décembre.	45	0
Totaux . . .	569	12

Les 12 décès qui ont eu lieu pendant l'année 1864, sur un total de 569 accouchements, et qui donnent une mortalité brute de 2,1/10 p. 100, bien inférieure déjà, comme on le voit, à celle des années antérieures à l'application de mes nouvelles mesures hygiéniques, ces 12 décès, dis-je, ne sont pas tous le résultat de la fièvre puerpérale ; il faut en retrancher deux phthisies pulmonaires, complétement étrangères à l'affection puerpérale, et deux femmes apportées de la ville dans le plus misérable état, après avoir eu l'utérus perforé par des manœuvres obstétricales intempestives et inhabiles. Le nombre réel des décès causés par la fièvre puerpérale, pendant l'année 1864, est donc seulement de huit : ce qui donne une mortalité par cette maladie de 1, 4/10 p. 100.

La statistique de ma troisième année met encore plus en relief l'efficacité des mesures hygiéniques instituées dans mon service, en montrant une mortalité par la fièvre puerpérale encore inférieure à celle des deux années précédentes, bien que le nombre des accouchements se soit progressivement plus élevé d'année en année, et qu'ils aient eu lieu dans le même local et dans le même nombre de lits ! En effet, il y a eu dans mon service 620 accouchements pendant l'année 1865, et 6 femmes seulement ont succombé à la fièvre puerpérale ; la mortalité par cette affreuse maladie n'a donc plus été que de 9/10 p. 100 ! Combien nous voilà loin de la mortalité des années 1858 et 1861, où elle était de 12,1/10 p. 100 et de 11, 4/10 p. 100 !

Il importe toutefois de faire remarquer que la mortalité

brute de mes femmes en couches, pour l'année 1865, pourra être un peu plus élevée dans la statistique administrative que celle que je viens de donner, si on confond avec les décès causés par la fièvre puerpérale, ceux qui sont dus à des affections complétement étrangères à cette maladie.

Voici le tableau des accouchements indiqués mois par mois, et celui de la totalité des décès ; tout à l'heure je ferai ressortir ce qu'il y aurait d'erroné à rapporter tous ces décès à la fièvre puerpérale.

1865. Mois.	Accouchements.	Décès.
Janvier	54	1
Février	59	2
Mars	68	0
Avril	41	0
Mai	52	2
Juin	54	2
Juillet	55	0
Août	50	1
Septembre	50	0
Octobre	56	2
Novembre	35	3
Décembre	46	1
Totaux	620	14

On voit par le tableau ci-dessus que sur 620 accouchements, il y a eu 14 décès ; ce qui donne une mortalité brute de 2, 2/10 pour 100 ; mais parmi ces 14 décès, il y en a 8 qui ne doivent pas figurer dans une statistique qui a pour objet d'étudier la mortalité des femmes en couches par la fièvre puerpérale, dans un service d'hôpital. L'examen des causes de ces décès va justifier mon observation. En effet, pour le mois de février, nous comptons deux décès ; mais l'un de ces deux décès est relatif à une femme qui fut apportée à l'hôpital pour une variole hémorrhagique extrêmement grave. Comme elle était enceinte, on la plaça dans le service d'accouchement où elle mourut de sa variole après être prématurément accouchée ; elle ne doit pas compter comme affection puerpérale. Pour le mois de mai, nous avons marqué deux décès ; mais l'un fut causé par une pleurésie tuberculeuse à laquelle la maladie puerpérale fut totalement étrangère, et l'autre est relatif à une femme qui fut prise d'éclampsie pendant le travail de l'accouchement, et qui mourut pendant les attaques.

Le mois de juin figure aussi pour deux décès sur ma statistique ; un seul appartient à la fièvre puerpérale ; l'autre a eu pour cause une perforation de l'utérus, déterminée en ville, par une application de forceps. La femme mourut presque aussitôt après sa délivrance.

Le mois d'août compte un décès; il est relatif à une femme qui présentait une insertion vicieuse du placenta et qui mourut d'une hémorrhagie foudroyante sitôt après l'accouchement. Ce n'est point encore là de la fièvre puerpérale, ni de l'influence nosocomiale.

Pour le mois de novembre il y eut trois décès; mais un seul doit figurer sur la statistique de la mortalité par la fièvre puerpérale; car, des deux autres, l'un a pour cause une variole confluente chez une femme qui n'était pas à terme, et l'autre fut déterminé par une diphthérie généralisée, totalement étrangère à la parturition.

Enfin pour le mois de décembre, la statistique porte un décès qu'il faut encore retrancher : la femme qui en est l'objet était depuis longtemps atteinte d'une maladie de l'estomac, et elle succomba à une hémorrhagie stomacale presque foudroyante.

Il y a donc, comme je le disais tout à l'heure, *huit décès* dans ma statistique, qui n'appartiennent pas à la fièvre puerpérale, qui ne reconnaissent pour cause aucune influence nosocomiale, et qui auraient eu lieu aussi bien en ville ou à la campagne que partout ailleurs. Il est indispensable, dans une bonne statistique, de faire l'analyse des faits, et j'aurai plus loin l'occasion de revenir sur ce sujet à propos des statistiques de la mortalité de la ville. Il est évident que ces huit décès auraient surchargé d'autant la statistique mortuaire des accouchements pratiqués à domicile par les bureaux de bienfaisance, si au lieu de porter toutes ces malheureuses dans un hôpital, on les eût gardées dans leurs masures; mais, n'anticipons pas.

La statistique de ma quatrième année donne encore des résultats très-satisfaisants. En faisant la part des décès causés pa des maladies étrangères à l'affection puerpérale, on trouve une mortalité de 1,1/10 p. 100 (1). — En voici le tableau :

1866. Mois de l'année.	Nombre des accouchements.	Nombre des décès.
Janvier	55	5
Février	52	3
Mars	81	2
Avril	67	0
Mai	47	1
Juin	45	0
Juillet	35	0
Août	49	1
Septembre	41	0
Octobre	35	0
Novembre	41	1
Décembre		
Totaux	548	13

Les treize décès de l'année sont répartis de la façon suivante :

Pour le mois de janvier la statistique porte cinq décès : *deux* seulement sont dus à des métro-péritonites puerpérales ; les trois autres reconnaissent pour cause : l'un une méningite tuberculeuse transportée à la dernière période de sa maladie, de de la salle Sainte-Marthe à la salle d'accouchement ; un autre a pour cause une maladie de Bright compliquée de maladie organique du cœur et déjà parvenue au dernier degré de la cachexie, quand on la transporta de la salle Saint-Charles à la salle Notre-Dame pour accoucher. Elle mourut sans complication puerpérale. Le troisième décès est relatif à une femme atteinte d'une fièvre typhoïde fort grave que l'on fit passer de la salle Sainte-Marthe à la salle Notre-Dame, parce qu'elle était enceinte ; elle mourut de la fièvre typhoïde et non d'autre chose.

Le mois de février compte pour trois décès dans la statistique ; mais il y en a un qui doit être retranché parce qu'il a pour cause une pleurésie tuberculeuse et non une affection puerpérale.

(1) La statistique est arrêtée au 1er décembre.

Le mois de mai figure dans la statistique pour un décès; mais il est relatif à une femme qui fut apportée à l'hôpital pendant une attaque d'éclampsie et qui mourut pendant les accès. Ce n'est point là de la fièvre puerpérale.

J'en dirai autant des deux décès qui sont portés sur la statistique pour les mois d'août et de novembre : le premier est dû à une variole pendant laquelle la malade accoucha la veille de sa mort; le second appartient à une femme qui fut atteinte de pleuro-pneumonie tuberculeuse au sixième mois de sa grossesse, et qui vint mourir à la Pitié de sa maladie thoracique.

Il y a donc, sur les treize décès de l'année 1866, à en retrancher sept, auxquels la fièvre puerpérale est restée étrangère; ce qui, au lieu d'une mortalité brute de 2, 3/10 p. 100, rétablit exactement celle qui a été causée par la fièvre puerpérale à 1, 0/10 p. 100.

En additionnant tous les accouchements qui ont eu lieu dans mon service depuis l'application des nouvelles mesures hygiéniques, c'est-à-dire depuis le 1er mai 1863 jusqu'au 1er décembre 1866, on arrive à un total de 2,117 accouchements, sur lesquels l'affection puerpérale a causé 24 décès, soit une mortalité de 1, 1/10 p. 100.

Or, sur les 2,223 accouchements qui s'étaient accomplis dans le même service pendant les cinq années précédentes, de 1858 à 1862, il y avait eu 169 décès, soit une mortalité de 7, 6/10 p. 100; et si l'on vient objecter, en présence d'une différence aussi considérable, que la mortalité de ces cinq années est évaluée, par rapport à la mortalité générale des femmes en couches du service, et non pas seulement par rapport au nombre des décès causés par la fièvre puerpérale, comme je le fais pour ma statistique, on répondra qu'il est facile de rétablir pour mes quatre années la statistique brute des décès; elle donnera, depuis l'application des nouvelles mesures hygiéniques, pour un total de 2,117 accouchements, 43 décès, soit une mortalité brute de 2 p. cent.

Années.	Accouchements.	Décès par la fièvre puerpérale.	Décès par maladies étrangères.	Total.
1863 (1).	380	4	0	4
1864	569	8	4	12
1865	620	6	8	14
1866	548	6	7	13
	2,117	24	19	43

Eh bien, entre 2 p. 100 et 7, 6/10 p. 100, il y a encore en faveur des conditions hygiéniques nouvelles, dans lesquelles j'ai placé le service, une différence de 5, 6/10 p. 100.

En d'autres termes, sur 600 femmes qui viennent actuellement chaque année accoucher à la Pitié, il y en a 33, 6/10 qui ne meurent plus ! Sur la totalité des 2,117 accouchements qui ont eu lieu dans mon service depuis bientôt quatre ans, cela fait 118 femmes 5/10 qui me paraissent, si je ne me fais pas illusion, avoir dû la vie au nouvel état de choses.

II.

De la statistique du service des accouchements de l'hôpital de la Pitié, comparée à celle de la Maternité, à celle des services spéciaux d'accouchements dans les hôpitaux, et particulièrement à celle des accouchements en ville.

Après avoir montré à quel chiffre l'application rigoureuse des règles de l'hygiène a pu réduire la mortalité des femmes en couches dans un service d'hôpital, il convient de rapprocher le résultat obtenu de celui qui est fourni par les accouchements qui ont lieu, soit dans les maternités, soit dans les hôpitaux, soit encore dans le domicile même des femmes.

Dans son intéressant mémoire sur l'*Hygiène des hôpitaux des femmes en couches* (2), mon collègue et ami M. Tarnier a déjà rapproché les unes des autres les statistiques administratives des accouchements et des décès pour la Maternité, pour les

(1) A partir du 1er mai.

(2) Tarnier, *Hygiène des hôpitaux*. 1864.

hôpitaux et pour la ville. Il ressort de ce travail remarquable que la mortalité des femmes en couches est tellement supérieure, à la Maternité et dans les hôpitaux, à celle des accouchements de la ville, que tous les efforts de l'administration devraient tendre à la suppression des maternités et à celle des services spéciaux d'accouchements dans les hôpitaux.

C'est à cette conclusion que conduit aussi la lecture de l'excellent travail de mon collègue M. Lefort, sur les Maternités (1).

En effet, d'après la statistique administrative (2), la Maternité de Paris aurait fourni, de 1859 à 1861, 475 décès sur 4,161 accouchements, ce qui donne une mortalité de 11, 4/10 p. 100; et pour les trois années 1862, 1863 et 1864, elle aurait donné lieu à 751 décès sur 5,739 accouchements (3), ce qui élève le chiffre de la mortalité à 13 p. 100.

La statistique des accouchements et des décès pour les hôpitaux, tout en étant un peu moins élevée que celle de la Maternité, n'en fait pas moins encore frémir par l'élévation du nombre des victimes!

D'après les relevés de M. Husson, il y aurait eu, en 1861, dans les hôpitaux, 7,226 accouchements, sur lesquels 693 femmes auraient succombé, ce qui établit une mortalité de 9, 5/10 p. 100.

En 1862, sur 6,971 accouchements dans les hôpitaux, il n'y aurait plus eu que 476 décès, ce qui fait descendre la mortalité à 6, 8/10 pour 100.

Mais en réunissant les chiffres des deux années, on arrive à ce triste résultat, que sur 14,197 accouchements, 1,169 femmes ont perdu la vie dans les hôpitaux! C'est une mortalité moyenne de 8, 2/10 p. 100, supérieure encore, comme l'on voit, à la mortalité moyenne du service d'accouchements de la Pitié pendant les cinq années qui ont précédé l'application de mes nouvelles mesures hygiéniques, puisque de 1858 à 1862 la mortalité n'a été que de 7,6/10 p. 100, ainsi que je l'ai établi plus haut.

(1) Lefort, *des Maternités*. 1866.
(2) Husson, *Études sur les hôpitaux*. 1862.
(3) Lefort, *loc. cit.*, p. 32 et 243.

M. Tarnier et M. Lefort, en rapprochant l'un et l'autre l'effroyable mortalité des femmes en couches dans les hôpitaux du chiffre relativement si minime de la mortalité pour les accouchements de la ville, qui n'est que de 0,55p. 100, s'élève avec éloquence contre l'état de choses actuel.

« Si la mortalité n'avait pas été plus forte dans les hôpitaux « que dans la ville, écrit M. Tarnier (1), on y compterait à « peine 80 décès au lieu de 1,169. Mille quatre-vingt-dix « femmes en deux années, ou cinq cent quarante-cinq par an, « frappées de mort à l'hôpital, et qui probablement auraient « été épargnées si elles avaient pu accoucher en ville! Ces « chiffres dépassent toute vraisemblance; on hésite avant de « les écrire. Une pareille mortalité devient une véritable calamité publique. A peine soupçonnée il y a quelques années, « il faut qu'elle disparaisse du jour où elle est connue! »

Ce chiffre de 0,55 p. 100 que donne la mortalité des accouchements de la ville pour les deux années 1861 et 1862 réunies, est juste le même auquel on arrive en groupant les chiffres fournis par la statistique des accouchements à domicile, pratiqués par les bureaux de bienfaisance de 1861 à 1864.

En voici le tableau :

Années.	Accouchements.	Décès.	Mortalité pour 100.
1861.	6,202. . . .	32. . . .	0,51 p. 100
1862.	6,422. . . .	39. . . .	0,60 —
1863.	6,839. . . .	24. . . .	0,35 —
1864.	6,953. . . .	52. . . .	0,74 —
En quatre ans...	26,426. . . .	147. . . .	0,55 p. 100

En résumé, la mortalité dans les maternités a été, dans ces dernières années, de 13 p. 100; dans les autres hôpitaux, elle a été de 8, 2/10 p. 100; pour les accouchements à domicile elle a été de 0,55 p. 100.

Au moment où, en présence de ces résultats, des voix autorisées s'élèvent de toutes parts pour demander la suppression non-seulement des maternités, mais encore des salles spéciales

(1) Tarnier, *Hygiène des hôpitaux de femmes en couché*, 1864, p. 6.

d'accouchement dans les hôpitaux, il appartient aux médecins qui se sont personnellement occupés des questions d'hygiène des femmes en couches et de la prophylaxie de la fièvre puerpérale, d'éclairer l'administration sur les résultats qu'elle peut obtenir dans l'état actuel des choses, et sur les déceptions auxquelles elle doit s'attendre si, avec trop de précipitation, elle substituait immédiatement aux services d'accouchements dans les hôpitaux, des services d'assistance obstétricale à domicile.

Il serait beau sans doute que la ville de Paris pût parvenir un jour à chasser la misère de ses faubourgs, et à débarrasser l'assistance publique d'un paupérisme qui l'épuise; mais l'aurore de ce beau jour est encore loin de nous! Il nous faut compter encore et avec l'indigence de la population et avec la modicité des ressources de l'assistance publique.

J'ai montré quel est le résultat auquel on peut facilement parvenir dans un service d'accouchements d'*hôpital;* j'ai montré par la statistique de la Pitié que le chiffre de la mortalité moyenne, par la fièvre puerpérale, ne s'élevait pas, pour ces quatre années, à plus de 1, 1/10 p. 100; c'est donc actuellement sur ce chiffre qu'il convient de discuter; c'est lui qu'il faut mettre en regard de la mortalité des femmes en couches de la ville, avant de se prononcer définitivement sur les réformes à apporter dans l'organisation du service des accouchements.

Examinons tout d'abord ce que deviendrait le chiffre de la mortalité moyenne des accouchements à domicile, évalué pour ces dernières années à 0,55 p. 100, si par la pensée on supprimait d'un seul coup tous les accouchements qui se font aujourd'hui dans les hôpitaux.

En analysant la nature des décès des femmes en couches de mon service, j'ai cherché à faire ressortir du chiffre brut de la mortalité, la part qui était due à la fièvre puerpérale et celle qui revenait à des maladies qui lui étaient étrangères.

Je suis arrivé à prouver que, sur les 43 décès qui avaient eu lieu sur les 2,117 accouchées de mon service, 24 seulement avaient été causés par la fièvre puerpérale et 19 par des circonstances étrangères à cette affection.

Il résulte de cette analyse que la mortalité brute des femmes en couches est de 2 p. 100, que la mortalité par la fièvre puerpérale est de 1,10 p. 100 et que celle causée par des maladies étrangères est de 0,89 p. 100.

Or, cette mortalité de 0,89 p. 100 est inévitable dans quelque lieu que ce soit. Elle n'a sa raison ni dans l'encombrement, ni dans l'influence nosocomiale, ni dans la fièvre puerpérale ; elle a pour cause des fièvres éruptives, des varioles, des fièvres typhoïdes, des phthisies pulmonaires, des maladies organiques du cœur, etc., etc., toutes conditions pathologiques que n'exclut pas la grossesse, et qui tuent en dehors de la complication de parturition.

Le jour où l'on supprimerait complétement les accouchements dans les hôpitaux, il faudrait nécessairement que la totalité de ces décès fût reportée sur la statistique des accouchements de la ville, et il en résulterait une augmentation notable du chiffre de la mortalité.

En effet, nous avons vu, par la statistique de l'administration, que la mortalité actuelle pour les accouchements de la ville et pour ceux des bureaux de bienfaisance était de 0,55 p. 100. Si nous déplaçons de la statistique des hôpitaux, la mortalité des femmes enceintes étrangère à la fièvre puerpérale qui est de 0,89 p. 100, et que nous la reportions sur la statistique des bureaux de bienfaisance, celle-ci, au lieu de 0,55 p. 100, deviendra de 1,44 p. 100.

Voilà donc une première déception inévitable sur laquelle l'administration doit compter dans le cas où il n'y aurait plus à Paris que des accouchements à domicile. Je dis plus, le chiffre de la mortalité sera nécessairement supérieur à 1,44 p. 100, car il se trouvera encore accru de l'excès de la mortalité due à l'intervention chirurgicale dans les cas de dystocies, la plupart de ceux-ci étant réservés pour l'hôpital, dans l'état actuel des choses.

« Sur 30 femmes, écrit M. Lefort (1), pour lesquelles une in-
« tervention chirurgicale a été nécessaire, 9 sont mortes; la
« mortalité s'est élevée pour elles à 30 p. 100, chiffre considé-
« rable et qui indique bien les dangers que fait courir aux
« accouchées la nécessité d'une opération chirurgicale. »

(1) Lefort, *des Maternités*, p. 57.

Bien que cette mortalité de 30 p. 100 pour les femmes qui ont subi des opérations obstétricales modifie peu le chiffre de la mortalité générale, à cause du petit nombre des opérées relativement au très-grand nombre des accouchements qui se font naturellement, il faut néanmoins en tenir compte, car le chiffre de la mortalité des femmes en couche sera toujours surchargé d'autant pour le lieu où les accouchements qui nécessitent l'intervention chirurgicale se seront accomplis.

Jusqu'ici c'est une surcharge pour la statistique de l'hôpital au bénéfice de celle de la ville; mais on comprend qu'il en serait tout autrement si l'administration se décidait à la suppression de tous les accouchements dans les hôpitaux.

Sans engager l'avenir d'une façon définitive, on voit donc qu'il est extrêmement probable que, par la suppression des services d'accouchements dans les hôpitaux, la mortalité brute des accouchements à domicile, pratiqués par l'intermédiaire des bureaux de bienfaisance, atteindra au moins le chiffre de 1,44 p. 100. Eh bien, je le répète, puisque sans imposer de nouvelles charges à l'assistance publique, on peut, dès à présent, par une hygiène rigoureusement observée, réduire dans les hôpitaux la mortalité des femmes en couches, par la fièvre puerpérale, à 1, 1/10 p. 100, n'est-il pas préférable de généraliser, dès à présent, les mesures hygiéniques qui m'ont donné un tel résultat à l'hôpital de la Pitié, que de courir après l'image d'une perfection que l'état actuel des ressources de l'assistance publique ne permettra peut-être pas d'atteindre de sitôt ?

DEUXIÈME PARTIE

I.

Des mesures hygiéniques instituées à l'hôpital de la Pitié contre la fièvre puerpérale.

Parmi les mesures hygiéniques proposées par les hommes les plus autorisés pour prévenir les épidémies de fièvre puerpérale, dans les salles d'accouchements, il est à remarquer qu'il y en a un bon nombre qui ne reposent encore que sur le raisonnement et dont l'efficacité n'a pas encore été affirmée par l'expérience. Or, pour résoudre définitivement des questions de cette nature, il faut absolument des faits. L'efficacité des mesures que l'on propose ne peut être affirmée qu'avec des chiffres en main. En dehors des faits, on reste dans l'hypothèse ; le raisonnement est insuffisant pour juger utiles ou inutiles les mesures que l'expérience n'a pas sanctionnées.

Je ne viens donc pas ici faire de l'hygiène prophylactique *rationnelle;* mais je viens dire quelles sont les mesures que j'ai appliquées à l'hôpital de la Pitié, et je viens prouver, les chiffres en main, que ces mesures sont suffisantes, lorsqu'elles sont rigoureusement appliquées, pour prévenir les épidémies de fièvre puerpérale, dans un service d'accouchements, et pour réduire la mortalité par cette affreuse maladie à une moyenne de 1,1/10 p. 100.

Ne voulant point non plus entamer ici des questions de pathologie générale, je ne discuterai ni la nature de la fièvre puerpérale, ni son essentialité ; je dirai seulement que, pour l'institution des mesures hygiéniques qui m'ont réussi, je me suis placé dans cette hypothèse que l'affection dont je voulais

2

prévenir l'endémicité dans mes salles, était tout à la fois infectieuse et contagieuse à la manière du typhus des camps, et que, comme cette dernière affection, elle était susceptible de se développer spontanément dans les salles d'accouchements sous l'influence de l'encombrement et de mauvaises conditions hygiéniques.

Partant de ce double principe, les mesures hygiéniques que j'avais à instituer étaient relatives, les unes aux salles d'accouchements et les autres aux femmes en couches.

Examinons la question sous ces deux chefs.

II.

Des mesures relatives aux salles d'accouchements.

Le principe de la transmissibilité de la maladie des femmes malades aux femmes saines étant accepté, il en résultait une première indication fort précise : celle d'exclure immédiatement de la salle commune des accouchées la première femme qui serait frappée par la fièvre puerpérale; mais pour prévenir le développement spontané de l'affection dans les salles, l'indication était beaucoup moins nette, car que fallait-il entendre par *mauvaises conditions hygiéniques* et par *encombrement?*

Dans nos hôpitaux actuels, qu'est-ce que l'encombrement dans une salle d'accouchements? A quels caractères reconnaîtra-t-on qu'il existe? Au-dessus de quel chiffre de femmes en couches réunies dans un même lieu donnera-t-on le nom d'encombrement? Et au-dessous de quel nombre n'aura-t-il pas lieu? Par quel procédé cet encombrement deviendra-t-il une source d'infection et d'endémicité?

Une étude attentive des circonstances dans lesquelles apparaîtrait la maladie pouvait seule permettre de résoudre ces diverses questions.

On a beaucoup parlé de l'encombrement des salles d'accouchements, mais on s'est très-peu occupé d'en déterminer les caractères. C'est un mot qui vient au bout de la plume de tous ceux qui écrivent sur la fièvre puerpérale et sur ses moyens prophylactiques.

Jusqu'ici personne ne me paraît avoir apprécié judicieusement la valeur de ce mot et sa signification clinique.

A ce mot d'encombrement, l'esprit, presque malgré soi, se reporte au temps malheureux où, selon les lamentables récits de Tenon, deux, trois et jusqu'à quatre femmes en couches étaient accumulées dans un même lit. Grâce aux progrès de la civilisation et aux améliorations incessantes que l'administration de l'assistance publique apporte chaque jour dans l'organisation de nos établissements hospitaliers, rien de semblable n'existe plus, et jamais, sous aucun prétexte, on ne voit dans nos hôpitaux deux femmes en couches dans un même lit. Mais pourrait-on supposer que, dans certains moments dans lesquels les femmes enceintes se présentent en foule pour accoucher, on mettrait dans une même salle des lits supplémentaires, des brancards, de telle sorte que dans une salle de 15 lits, on pourrait, par exemple, en accumuler momentanément 20, 25, 30, etc., que sais-je? Non. Il n'est rien de semblable! Jamais, que je sache, il n'est ajouté dans les salles d'accouchements de lits supplémentaires. Le nombre des lits que chaque salle doit contenir a été rigoureusement déterminé par l'administration, et ce nombre reste le même, quelle que soit la foule des prétendantes.

Ainsi un premier fait doit être nettement établi, à savoir: que dans nos salles d'accouchements, l'encombrement ne consiste jamais ni dans l'addition des lits supplémentaires, ni dans l'accumulation de plusieurs femmes dans un même lit; d'où il ressort que l'encombrement ne peut tout au plus être invoqué que dans la circonstance où tous les lits de la salle étant occupés, il n'en resterait plus de vacants.

Mais il saute au bon sens que les lits qui sont dans une salle sont destinés à être occupés, et que le nombre de ces lits a été déterminé dans l'hypothèse qu'ils pouvaient et devaient l'être simultanément, car si les lits devaient rester vides, pourquoi les mettre dans la salle? Ce serait absurde.

Or, suffit-il que tous les lits d'une salle d'accouchements soient simultanément occupés pour que, dans l'acception clinique et pathogénique du mot, on puisse dire qu'il y a encombrement de la salle? Certainement non ! Et les faits s'accordent avec la raison pour prouver tout ce qu'une telle opinion aurait d'erroné.

Le service d'accouchements de l'hôpital de la Pitié comprend deux salles : dans l'une il y a 14 lits et dans l'autre il y en a 17, ce qui donne un total de 31 lits pour les femmes en couches.

J'ai en outre, dans le même bâtiment, mais à un étage supérieur, un service de maladies aiguës qui comprend 33 lits, et dont je ferai ressortir tout à l'heure l'importance au point de vue des mesures à prendre contre les épidémies.

La répartition du service des femmes en couches dans deux salles séparées est identiquement la même qui a existé de 1858 à 1862, alors que sévissaient chaque année des épidémies de fièvre puerpérale, et que la moyenne de la mortalité pour ces cinq années était, comme je l'ai montré plus haut, de 7, 6/10 p. 100.

Or, pour juger avec justesse la valeur de l'influence du nombre des accouchées sur le développement des épidémies de fièvre puerpérale qui ont sévi à l'hôpital de la Pitié, il faut comparer ensemble le nombre des accouchées qui occupaient les salles alors que la fièvre puerpérale y était endémique avec le nombre des accouchées qui les occupent actuellement qu'il n'y est plus question d'épidémie. Eh bien, de 1858 à 1862, il y a eu 2,223 accouchements, ce qui donne pour chaque année une moyenne en chiffres ronds de 444 accouchements, tandis que de 1863 à 1866 (1), il y a eu 2,271 accouchements, ce qui donne pour chacune de ces dernières années une moyenne de 567 accouchements, soit une différence de 123 accouchements en plus; c'est-à-dire que, dans les mêmes salles et dans le même nombre de lits, il y a eu pour ces quatre dernières années une moyenne de 123 accouchements de plus que pendant les cinq années précédentes.

Or, je dis que si c'est l'encombrement envisagé seulement au point de vue du nombre des accouchées qui a été la cause

(1) La statistique de 1866 est arrêtée au 1er décembre.

des épidémies de fièvre puerpérale de 1858 à 1863, il est incompréhensible que, dès que ce nombre a été augmenté de 123 accouchements chaque année, les épidémies aient disparu. Ces chiffres et les faits sur lesquels ils reposent sont plus éloquents que tous les raisonnements imaginables, et prouvent péremptoirement que ce n'est pas seulement dans la circonstance *du nombre* qu'il faut chercher l'influence pathogénique puerpérale, mais bien dans d'autres circonstances plus importantes. Nous allons, j'espère, dévoiler la plupart de ces circonstances en passant successivement en revue les mesures hygiéniques qui sont relatives :

1° A la ventilation de la salle et à sa propreté;

2° Aux conditions hygiéniques dans lesquelles doivent être tenues toutes les accouchées qui occupent cette salle;

3° A l'opportunité d'exclure de la salle les femmes qui seraient atteintes isolément de fièvre puerpérale.

Examinons successivement ces différents points de la question.

III.

De la ventilation de la salle et de son nettoyage.

La question d'aération de la salle me paraît de première importance, car, partant de cette hypothèse que la fièvre puerpérale est une affection infectieuse à la manière du typhus des camps et qu'elle peut spontanément se développer dans les salles, sous l'influence de la réunion de plusieurs femmes en couches, il en résulte une première indication qui est de mobiliser et de renouveler incessamment l'air dans lequel se trouve nécessairement suspendu soit à l'état de poussière, soit à l'état de vapeur, le support matériel des ferments infectieux.

Or, ce n'est point à l'aide d'appareils de ventilation, si simples ou si compliqués qu'on puisse les imaginer, qu'il convient d'aérer une salle d'accouchements. C'est par l'aération directe au moyen de fenêtres largement ouvertes qu'il faut sans cesse entretenir le renouvellement de l'air.

Lorsque je suis arrivé à la Pitié, et que je me suis vu aux prises avec la fièvre puerpérale, ce n'est pas sans une certaine appréhension que je me suis décidé à instituer l'aération directe des salles sur une grande échelle. Imbu des préjugés dans lesquels la génération de médecins à laquelle j'appartiens a été élevée sur les dangers imaginaires de l'accès de l'air extérieur sur les femmes récemment accouchées, je craignais beaucoup de l'aération directe, sans être en mesure cependant de formuler catégoriquement mes craintes.

En effet, nos maîtres ne nous ont rien appris de positif sur les dangers de l'aération directe de la chambre d'une nouvelle accouchée. On nous a dit sans preuves et sans précision qu'il fallait se méfier d'ouvrir les fenêtres de la chambre d'une femme en couches, et qu'un léger refroidissement pouvait, dans les conditions puerpérales, avoir les plus graves conséquences. Mais quelles conséquences ? Voulait-on parler d'un frisson, et, dans ce cas, n'a-t-on pas confondu l'effet initial de la maladie avec sa cause ? Était-ce des complications aiguës du côté des voies respiratoires qu'il fallait se méfier ; était-ce des rhumatismes, des névralgies, que sais-je ? L'appréhension était vague, et manquait de précision. Je fus vivement encouragé à instituer l'aération directe dans mes salles par mon savant ami, le professeur Gosselin, qui dissipa mes appréhensions en me faisant connaître les excellents résultats que lui procurait, dans les salles de ses opérés, l'aération directe, et en m'assurant qu'il n'avait jamais observé d'inconvénient sérieux à ce mode si rationnel et si naturel de ventilation.

Ce fut donc de concert avec lui, et fort de son expérience, que j'instituai dans mes salles d'accouchements l'aération directe sur la plus grande échelle possible. Voici comment depuis quatre années elle a été constamment pratiquée.

Dès le matin, on ouvre largement toutes les fenêtres une première fois, pendant qu'on s'occupe à relever les rideaux et à préparer les brancards pour faire le lit des accouchées ; puis au bout d'une demi-heure environ que durent ces préparatifs, et alors que l'air a été presque complétement renouvelé une première fois, on referme toutes les fenêtres et l'on s'occupe de la toilette des femmes en couches, de leur changement de linge, de leur lit, etc. Sitôt ce travail terminé, on ouvre largement une seconde fois la totalité des fenêtres de la salle et on la nettoie.

Pendant tout le reste de la journée et de la nuit, deux, trois ou quatre fenêtres sont simultanément ouvertes, de manière que l'air extérieur circule incessamment dans toute la salle.

Or, je puis affirmer que depuis bientôt quatre années que ce système d'aération directe a été institué dans mes salles d'accouchements, je n'ai jamais observé aucun mauvais résultat du contact de l'air. Je n'ai jamais vu survenir chez mes accouchées ni rhume, ni bronchite, ni pneumonie, ni pleurésie, ni fluxion, ni névralgie, ni phlegmasia alba dolens, rien en un mot qui pût faire douter un seul instant de l'innocuïté de l'aération directe. Les craintes inspirées par ce mode de ventilation sont donc chimériques, et l'épreuve de quatre années qui en a été faite à la Pitié fera, j'espère, renoncer à toutes ces ventilations artificielles plus déplorables les unes que les autres, et toujours insuffisantes pour le but que l'on veut atteindre.

Un corollaire de la question d'aération est celle du chauffage de la salle, car, s'il est très-important que l'air soit incessamment renouvelé, il est nécessaire aussi que la température soit toujours maintenue à un certain degré.

A l'hôpital de la Pitié, nos salles sont chauffées par de gros poêles de fonte qui donnent, selon la manière dont on les alimente, ou une chaleur modérée ou une chaleur extrême, de telle sorte que, suivant la température de l'air extérieur, on peut maintenir celle de la salle à un degré assez uniforme avec plus ou moins de combustible.

Cet appareil de chauffage me paraît être préférable à tout autre avec le système de l'aération directe, car il est indispensable, par les grands froids, de pouvoir développer assez de chaleur pour maintenir l'uniformité de la température de la salle, et l'on ne pourrait parvenir à ce résultat ni avec des calorifères extérieurs qui seraient uniformément chauffés, ni avec des cheminées dans lesquelles la déperdition de chaleur est trop considérable. Il faut remarquer d'ailleurs que les partisans déclarés du chauffage par des cheminées avaient surtout en vue, en les conseillant, la ventilation qu'elles exercent;

mais avec l'aération directe, elles deviennent, sous ce rapport, totalement inutiles.

La question du nettoyage des salles prend aujourd'hui une très-grande importance en raison des opinions qui ont été émises sur ce sujet avec plus ou moins de vivacité par divers écrivains.

On lit, par exemple, dans le travail si remarquable de mon savant collègue M. Lefort, sur les maternités, que dans presque toute l'Europe (excepté en France) on pratique journellement le lavage des parquets. En Allemagne, en Angleterre, en Hollande, en Belgique, le parquet est chaque matin lavé à l'éponge. « En France, à Paris du moins, ajoute M. Lefort (1), on semble « avoir horreur de l'eau, et l'on croit avoir fait de la propreté, « qu'on qualifie de propreté sèche, quand on a, au moyen « d'une brosse, fait voltiger la poussière dans toute la salle, « et qu'on a recouvert d'une nouvelle couche de cire les im- « puretés incrustées dans le parquet. La propreté humide est « la seule réelle, c'est la seule qui convienne à un hôpital « comme à une maternité. »

Je ne partage pas, je l'avoue, l'aversion de mon honorable collègue pour la propreté sèche. Elle me paraît préférable de beaucoup à la propreté humide, comme il l'appelle; car la facilité et la rapidité de l'absorption sont, en général, assez en rapport avec la solubilité des substances absorbables, et le miasme, quel qu'il soit, doit être au moins aussi perméable dans l'économie par les voies respiratoires, à l'état de vapeur qu'à l'état de poussière sèche; mais sur ce sujet, comme sur toutes les autres questions de l'hygiène des services d'accouchements, j'éloigne les affirmations qui ne sont basées que sur les raisonnements et j'envisage les faits. Eh bien, que prouvent-ils pour ou contre le lavage des parquets?

Ils prouvent que partout, en Allemagne, en Angleterre, en Hollande, en Belgique, où le lavage des parquets à l'éponge est pratiqué chaque matin, les épidémies de fièvre puerpérale sévissent avec la même cruauté que dans les maternités françaises, où les parquets sont cirés, et que par conséquent, le lavage

(1) *Loco citato*, p. 126.

des parquets n'est pas une mesure qui mette à l'abri des épidémies que l'on cherche à empêcher.

Par contre, l'état sanitaire du service d'accouchements de l'hôpital de la Pitié pendant ces quatre dernières années prouve qu'avec des parquets vigoureusement cirés, on peut se préserver des épidémies de fièvre puerpérale, à la condition que les mesures hygiéniques véritablement importantes seront scrupuleusement appliquées.

Je ferai à la proposition du blanchiment des murs à la chaux ou à la colle, tous les ans ou tous les six mois, un reproche analogue à celui que j'adressais tout à l'heure à celle du lavage des parquets; les faits ne prouvent nullement l'utilité de cette mesure, puisque partout où elle est appliquée en Allemagne, en Angleterre, en Belgique, etc., elle n'empêche pas les épidémies, et puisque à la Pitié, où le blanchiment des murs des salles d'accouchements n'a pas eu lieu une seule fois depuis que je dirige le service, on ne voit plus néanmoins d'épidémie de fièvre puerpérale.

Je suis d'avis qu'il faut, autant que possible, éviter de multiplier les mesures hygiéniques inutiles; on a déjà assez de peine à faire exécuter ce qui est véritablement nécessaire; il y a d'ailleurs des raisons sérieuses pour ne pas répéter le blanchiment des murs trop souvent; il ne faut point perdre de vue que pour blanchir les murs d'une salle, il faut l'évacuer et la fermer pendant un certain temps; que la fermer c'est favoriser l'encombrement de celles qui restent ouvertes, et que surtout, ce point est capital, comme je le démontrerai tout à l'heure, c'est accroître momentanément le travail des filles de service, et, par là, leur faire négliger ce qui est le plus nécessaire pour prévenir les épidémies, c'est-à-dire les soins de propreté à donner aux femmes en couches. Arrêtons-nous sur ce sujet.

IV.

Des mesures hygiéniques relatives aux femmes en couches.

Je disais tout à l'heure que l'on n'avait pas une idée exacte de ce qu'il faut entendre par encombrement dans une salle d'accouchements, et que l'on ne pouvait pas conclure à l'encombrement d'une salle, par ce seul fait que tous les lits qui y sont situés se trouvent occupés. S'il en était ainsi, en effet, il suffirait de restreindre le nombre des lits à un nombre inférieur à celui où l'on juge qu'il y a encombrement, pour l'empêcher à tout jamais. Mais, je le répète, l'encombrement, au point de vue de l'influence pathogénique qu'il exerce dans une salle d'accouchées, ne relève pas de la question du nombre; il relève, si je puis dire ainsi, de la qualité des femmes en couches. Il faut donc rechercher à quels titres la réunion des femmes en couches peut devenir une source de miasmes infectieux. A moins d'invoquer quelque influence mystérieuse de l'ordre du spiritisme, ce ne peut être évidemment qu'à raison des exhalaisons qui se font chez elles soit par la muqueuse bronchique, soit par la peau, soit par les voies génitales, et à ce point de vue, c'est en s'attaquant à ces exhalaisons et en neutralisant leur action que l'on peut parvenir à prévenir la production du miasme infectieux.

La question de savoir si les femmes en couches exhalent, par les voies respiratoires, des matières animales susceptibles, par leur accumulation dans un espace limité, de donner naissance à un miasme infectieux, mériterait peut-être une discussion ; mais comme il n'y a rien autre à tenter contre cette source de produits délétères, que l'aération suffisante des salles qui contiennent les accouchées, je ne m'arrêterai pas à cette question, et je ferai seulement remarquer une dernière fois qu'à l'hôpital de la Pitié, il n'y a plus d'épidémie de fièvre puerpérale depuis que l'aération directe a été instituée, bien que le nombre des femmes en couches se soit accru, pour chaque année, de 123 en sus de la moyenne des années antérieures à l'extinction des épidémies, et bien que toutes ces femmes aient librement respiré dans les salles comme par le passé. Là n'est donc pas encore la cause véritable à invoquer pour expliquer le développement des miasmes infectieux, et c'est ailleurs qu'il faut chercher l'ennemi et l'attaquer.

Deux sources plus importantes d'exhalaisons délétères méritent examen : je veux parler de la peau et des voies génitales des femmes en couches.

C'est en me plaçant dans l'hypothèse, que les exhalaisons qui proviennent des sueurs des femmes en couches et de l'écoulement des lochies peuvent être la source des miasmes infectieux, sous l'influence de leur concentration dans une atmosphère chaude, qu'après avoir dirigé mes batteries contre l'insuffisance de l'aération des salles, je les ai braquées contre les exhalaisons provenant directement des femmes en couches.

Contre les exhalaisons de la peau que fallait-il faire? Évidemment on ne pouvait penser à supprimer la transpiration; mais on pouvait s'attacher à en neutraliser les effets, en s'opposant à l'espèce de fermentation putride que subissent les matières animales dont sont imprégnés le linge et les draps des femmes en couches qui transpirent.

A cet effet, il fut décidé qu'il entrerait dans l'hygiène ordinaire des femmes en couches :

A. — Qu'un bain simple ou savonneux serait donné à chaque femme qui se présenterait pour accoucher dans nos salles, et qui serait encore à un moment assez peu avancé du travail, pour que cette mesure hygiénique fût pratiquée sans le moindre inconvénient.

Ce bain a pour objet de nettoyer la peau une première fois, et de débarrasser sa surface de toutes les impuretés dont elle est habituellement recouverte chez nos clientes des hôpitaux.

B. — Il fut décidé, en outre, que, dès le premier jour de l'accouchement, le linge des femmes en couches serait renouvelé au moins une fois chaque jour.

Là encore il y avait des préjugés à vaincre : jusqu'à ce que l'expérience eût prouvé qu'il était bon que les femmes en couches changeassent de chemise tous les jours, on pouvait persister à croire que le moindre refroidissement pouvait leur être funeste, et qu'il était dangereux d'instituer parmi les mesures préventives des miasmes infectieux, le changement de linge quotidien. Mais l'expérience a donné gain de cause à cette mesure hygiénique, et a prouvé péremptoirement qu'elle n'avait aucun danger. La mesure, à mon avis, eût été insuffisante si, chaque fois que, durant les vingt-quatre heures, la chemise était accidentellement mouillée par la transpiration ou salie par les lochies, elle n'eût pas été immédiatement remplacée par une autre. Il fut donc encore bien arrêté que, chaque fois qu'une femme en couches transpirerait assez pour humecter sa chemise, on n'attendrait jamais le lendemain matin pour la changer de linge, et que, dans cette circonstance, elle serait changée autant de fois par jour que l'abondance de la transpiration le nécessiterait ; et il fut bien établi aussi que, chaque fois qu'une chemise aurait été accidentellement salie par l'écoulement des lochies, on la changerait aussi immédiatement.

Par ce moyen, on le comprend, si l'on n'évite pas complétement l'évaporation d'une certaine quantité des matières animales qui proviennent des exhalaisons de la peau, on évite du moins que ces matières aient le temps de s'altérer, qu'elles donnent de l'odeur et qu'elles deviennent une source de fermentation infectieuse.

Mis en garde contre les exhalaisons cutanées, il faut encore se préserver de celles qui émanent des voies génitales, par l'intermédiaire des lochies.

Lorsque dix ou douze heures se sont écoulées depuis la toilette d'une femme en couches, et que l'on vient à soulever les draps de son lit, on sent immédiatement une certaine odeur caractéristique. C'est à empêcher cette odeur que doivent tendre toutes les mesures hygiéniques. Les femmes ont de l'odeur dans cette circonstance, parce que les serviettes qui les garnissent sont imprégnées de l'écoulement lochial, et parce qu'une certaine quantité de celui-ci s'est épanché sur les parties externes de la vulve, sur la face interne des cuisses, etc. Or, si par un changement de serviettes suffisamment répété, si par des lavages réitérés on s'oppose à ce que le liquide des lochies reste au contact de l'air, et si on s'en débarrasse au fur et à mesure, pour ainsi dire, qu'il s'écoule des voies génitales, on évite toute espèce d'odeur, et on se met totalement à l'abri des miasmes infectieux qu'il peut produire.

Voilà le grand secret pour prévenir les épidémies ; mais on conçoit ce que ces soins hygiéniques commandent de volonté et de surveillance de la part du chef de service pour qu'ils soient minutieusement exécutés. Pour atteindre le but que l'on se propose, chaque femme doit recevoir par jour au moins deux lavages à l'eau additionnée de vin aromatique ou de teinture d'arnica, et pour peu que chez quelques-unes il y ait soit des excoriations de la vulve, soit des lochies fétides, soit un écoulement plus abondant que d'habitude, on multiplie les soins de propreté et on rapproche le moment des lavages. Il est extrêmement important que les parties lavées soient minutieusement essuyées, car on conçoit avec quelle rapidité s'évaporerait, sous l'influence de la chaleur du corps, le reste du liquide mal essuyé, et c'est précisément l'évaporation et le transport dans l'atmosphère de ces matières animales qu'il faut empêcher à tout prix.

Tous ces soins d'extrême propreté, ces changements de linge réitérés, exigent du temps et donnent beaucoup de travail aux infirmières; aussi, celles qui sont attachées aux services d'accouchements ont-elles leur journée totalement remplie. C'est sur ce travail excessif des infirmières qu'il convient d'appeler actuellement l'attention du lecteur, afin de lui faire saisir le sens qu'il faut véritablement attacher au mot encombrement, à propos d'un service de femmes en couches.

Dans un service de trente et un lits comme le mien, il se fait en moyenne cinquante accouchements par mois; mais cette moyenne arithmétique n'exprime la vérité ni au point de vue de la répartition exacte des accouchements qui se font chaque mois, ni au point de vue des conséquences que la répartition inégale des accouchements, pour chaque jour, entraîne avec elle d'irrégularité dans le service des infirmières et dans les soins de propreté qu'elles doivent donner aux accouchées.

Le personnel hospitalier, comme tout ce qui relève de l'administration, est déterminé d'après des moyennes arithmétiques tirées de statistiques générales; il en résulte, à certains moments, de grands embarras et de graves inconvénients.

En effet, pour l'année 1865, dont le nombre total des accouchements a été de 620, la moyenne arithmétique donnerait 51 accouchements 6/10 pour chaque mois; ce n'est pas exact au point de vue de la pratique, car, ainsi que le prouve la statistique détaillée de cette année-là (voyez page 7), le mois de février porte 59 accouchements, le mois de mars 68, tandis que le mois de novembre n'en compte que 35. Je dis plus:

non-seulement la répartition en fait n'est pas égale pour chaque mois, mais encore chaque jour, dans le même mois, n'est pas également chargé. La moyenne arithmétique donnerait par jour 1 accouchement 6/10 ; mais il arrive souvent que les femmes en travail arrivent en série à l'hôpital, et que pendant quatre à cinq jours de suite, au lieu de 1 accouchement, il s'en fasse, dans la salle, 5 ou 6 chaque jour.

Le nombre des infirmières restant toujours identiquement le même, quel que soit le nombre des accouchements, il importe de considérer ce que devient le service quand, au lieu de 1 accouchement, il s'en fait 5 ou 6 dans la même journée, et que ce surcroît de travail se répète accidentellement plusieurs jours de suite.

Si l'on considère le temps nécessaire pour coucher une nouvelle entrante, pour lui donner son bain, lui administrer son clystère, l'assister pendant le travail jusqu'au moment de la délivrance, puis pour nettoyer le baby et l'emmaillotter, on verra que chaque accouchement exige, de la part de l'infirmière, un travail exclusif de plus d'une heure.

Or, si, au lieu de 1 accouchement dans le même jour, il s'en fait 5 ou 6, il en résulte, pour la fille de service, cinq ou six heures de travail de plus. Ce surcroît de travail se fait nécessairement au détriment des soins à donner aux femmes déjà accouchées ; car, si le travail devient cinq ou six fois plus long, il faudra qu'il soit fait cinq ou six fois plus vite, et, comme tout ce qui se fait trop vite, il sera mal fait. La toilette des femmes sera en retard ou elle sera incomplète ; les lavages auront été mal faits, les parties mouillées n'auront pas été convenablement essuyées, et si l'on soulève les draps du lit et que l'on vienne à découvrir les malades, on sentira qu'elles exhalent une odeur de lochies plus ou moins fétide. Que pendant cinq ou six jours le nombre des accouchements se soit ainsi momentanément accru, que par conséquent les soins hygiéniques en aient plus ou moins souffert, et l'on verra bientôt apparaître quelques cas de fièvre puerpérale qui, si l'on n'y met bon ordre, deviendront le prélude d'une épidémie.

La plupart des observateurs avaient été frappés de ce fait, que les temps d'épidémie étaient toujours ceux où les accouchements étaient le plus nombreux dans les salles, et ils en avaient précipitamment conclu que la cause de l'infection était dans l'encombrement et dans l'accumulation des femmes en couches; mais il est de la plus haute importance de faire remarquer que la véritable cause de l'infection ne relève pas, à proprement parler, dans ces circonstances, du plus grand nombre de femmes en couches alitées dans la salle, mais du défaut de soins que ce plus grand nombre d'accouchements entraîne pour les femmes déjà alitées. Et ce fait est tellement vrai que, malgré l'augmentation si notable des accouchements qui se sont faits à la Pitié depuis quatre années, dans la même salle et dans le même nombre de lits, il n'y a plus eu d'épidémie du jour où le service s'est fait avec toute l'exactitude convenable et que des mesures hygiéniques y ont été appliquées avec persévérance.

Une des plus grandes difficultés qui s'opposent à ce que le service soit fait comme il convient, dans la circonstance que j'indique, relève de l'insuffisance du personnel des infirmières. Il faudrait au moins doubler le nombre actuel des filles de service dans les salles d'accouchement, pour être en mesure de faire face aux exigences du service dans les moments de presse et de surcroît de besogne.

Si l'on m'objecte qu'avec le personnel actuel des infirmières j'ai pu obtenir cependant à peu près ce que je voulais, je répondrai qu'il ne faut pas préjuger par ce qui a été fait dans mon service de ce qui sera fait partout ailleurs ; j'ai été merveilleusement secondé, dans l'application des nouvelles mesures hygiéniques que je proposais, par la sœur qui est à la tête de mon service. La sœur Ursule, en associant son dévouement inépuisable pour les malades à mon vif désir de prévenir, dans nos salles, de nouvelles épidémies de fièvre puerpérale, est parvenue, par une surveillance intelligente de tous les instants, au but que nous voulions atteindre. S'il me revient quelque chose des innovations, c'est à elle que revient tout entier le mérite de l'exécution, et je suis heureux de lui en rendre hommage.

Après avoir passé en revue les mesures qui sont relatives à l'aération de la salle et celles qui ont pour objet de s'opposer aux mauvais effets des exhalaisons qui proviennent des femmes en couches, il convient de s'arrêter un moment aux mesures qui peuvent empêcher qu'une accouchée, atteinte d'une fièvre puerpérale sporadique, ne devienne une source d'infection pour les autres.

V.

Des mesures hygiéniques relatives à l'exclusion du service d'accouchements des femmes atteintes de fièvre puerpérale.

Si j'attache une importance secondaire au nombre des lits contenus dans une même salle d'accouchements, j'en attache une de premier ordre à ce que le service d'accouchements soit confié à un médecin, qui ait en même temps sous sa direction, un service de maladies aiguës. Cette condition est tout à fait nécessaire pour pouvoir, au moment opportun, expulser du service des femmes en couches celles qui, par leur état de maladie, deviendraient une source d'infection pour les autres; et, comme il ne s'agit pas seulement d'empêcher les femmes qui sont frappées par la maladie de mourir dans le service d'accouchements, mais qu'il faut encore les empêcher d'aller mourir ailleurs, il est indispensable que l'opportunité de l'expulsion et que le sort de l'expulsée relèvent de la même responsabilité.

On peut juger, par l'organisation actuelle de la Maternité, à quels déplorables résultats conduit ce partage entre deux personnes, de la direction du service des accouchements et de celui de l'infirmerie. La sage-femme n'envoie les femmes malades à l'infirmerie que lorsqu'elles ont déjà infecté les autres, et lorsqu'elles sont déjà, si ce n'est à l'agonie, au moins à une période de la maladie trop avancée pour que le médecin puisse encore en diriger l'issue.

Une infirmerie spécialement affectée aux femmes atteintes de fièvre puerpérale et placée dans un bâtiment isolé, comme le propose mon honorable collègue, M. Le Fort, ne me paraît pas pouvoir remplacer les avantages que peut offrir un service de maladies aiguës. En effet, on ne doit pas seulement se préoccuper du sort des femmes en couches qui sont saines, mais il faut penser aussi à celui des malheureuses qui sont frappées par la maladie ; eh bien, il me paraîtrait déplorable de les accumuler dans un même bâtiment et dans une infirmerie qui leur serait spécialement consacrée, car ce serait pour elles doublement redoutable. En premier lieu, ce serait les transporter d'une salle encore salubre dans un lieu où la fièvre puerpérale serait nécessairement endémique, et où chacune des malades apporterait successivement son contingent d'infection à la masse commune! Quelque isolée que fût une telle infirmerie, elle donnerait fatalement les tristes résultats de celle de la Maternité, et serait une des conditions les plus défavorables à la guérison des malades. En second lieu, le transport de ces malheureuses dans une telle infirmerie, dont la réputation ne tarderait pas à être faite, frapperait leur moral d'un coup mortel ; elles y arriveraient dans les conditions morales les plus déplorables, et au lieu de reprendre confiance et courage, elles se croiraient vouées à une mort certaine. Les conditions morales ont une trop grande influence sur la gravité et sur la terminaison de cette cruelle maladie, pour ne les pas prendre en très-sérieuse considération, dans les mesures à prendre contre son endémicité.

L'avantage immense d'avoir un service de maladies aiguës en même temps qu'un service d'accouchements est de conserver les femmes en couches malades sous sa direction, tout en les plaçant dans de bonnes conditions de guérison, et en préservant les autres de cette cause d'infection.

Il n'y a d'ailleurs aucune objection sérieuse à faire à cette organisation devant les bons résultats qu'elle procure. On voit, par la statistique de la Pitié, combien la mortalité y est inférieure à celle des établissements dans lesquels il existe une infirmerie spéciale, dont la direction est confiée à une personne étrangère au service d'accouchements. Là encore la théorie doit donc s'incliner devant les faits.

Le moment auquel il convient d'exclure de la salle commune une femme malade, ne peut d'ailleurs être apprécié convenablement que par un médecin. Une sage-femme, si habile qu'elle puisse être dans l'art obstétrical, n'a pas fait des études médicales suffisantes pour être en mesure de faire du diagnostic sérieux. Au point de vue de la transmissibilité des affections puerpérales, il est indispensable de leur reconnaître deux périodes : l'une initiale, pendant laquelle la maladie ne se caractérise encore que par des déterminations locales inflammatoires, et pendant laquelle les malades peuvent rester sans inconvénient dans la salle commune ; l'autre consécutive et pyogénique, pendant laquelle la maladie se caractérise par des symptômes d'infection purulente, et au début de laquelle il me paraît urgent d'exclure la malade de la salle commune, sous peine de la voir infecter les autres et devenir le germe d'une épidémie. Il est donc de toute nécessité qu'un médecin surveille le service d'accouchements et qu'il décide lui-même du moment opportun de l'exclusion.

La transmissibilité de la fièvre puerpérale étant acceptée en principe, il est évident que la mesure prophylactique serait insuffisante si l'on se bornait à bannir la malade de la salle commune, sans se débarrasser en même temps de tout ce qui a pu être contaminé par elle. Aussi, chaque fois qu'un cas de fièvre puerpérale sporadique se développe dans mon service d'accouchements, non-seulement la malade est transportée dans mon service de maladies aiguës, mais encore la literie qui lui servait est complétement changée : matelas, oreillers, couvertures, etc., sont immédiatement renouvelés.

C'est à l'application rigoureuse de toutes ces mesures hygiéniques que je dois, si je ne me trompe, la disparition des épidémies de fièvre puerpérale dans les salles de l'hôpital de la Pitié. Ce que l'on peut tout au moins affirmer, c'est que c'est à partir de leur institution que les épidémies ne se sont plus renouvelées.

Il ne me paraît donc pas nécessaire de réclamer des salles de rechange, comme à l'hôpital Cochin, ni des chambres isolées, comme à l'hôpital Saint-Louis, pour réduire la mortalité des femmes en couches dans les hôpitaux à 1,1/10 pour 100. Il suffit pour cela des conditions dont je viens de parler et dans lesquelles se trouve actuellement le service de la Pitié.

M. Louis Odier, interne à l'hôpital Saint-Louis, s'est montré très-partisan des chambres isolées, dans la relation du service d'accouchements de M. Hardy, qu'il a publiée le 18 octobre 1866 dans la *Gazette des hôpitaux*. Sur 409 femmes accouchées au service d'accouchements du 1er janvier au 31 juillet 1866, 13 ont succombé à la suite d'affections puerpérales et 7 par maladies étrangères à la fièvre puerpérale.

Sur 139 accouchées dans les chambres isolées, aucune n'est morte de fièvre puerpérale ; 3 sont mortes de maladies étrangères.

M. Louis Odier fait remarquer le contraste de ces résultats, et combien il est en faveur de l'opinion généralement admise aujourd'hui, que la réunion des femmes en couches est nuisible. Tout en acceptant ce principe, je dois faire remarquer que le chiffre de 139 est insuffisant pour prouver la supériorité des chambres isolées sur celles des services d'accouchements soumis à de bonnes mesures hygiéniques, puisque pour cette même année 1866, du 1er avril au 1er novembre, sur un total de 319 accouchements qui ont eu lieu dans mes salles communes, il n'y a pas eu un seul décès causé par la fièvre puerpérale.

Des deux décès qui sont notés dans la statistique, l'un a eu lieu en mai, et est relatif à une femme amenée à l'hôpital en état éclamptique, et qui succomba pendant l'accès ; l'autre a eu lieu en août et a pour sujet une femme entrée à l'hôpital avec une variole confluente à laquelle elle succomba immédiatement après être accouchée.

Or, sur les 139 femmes accouchées dans les salles isolées de l'hôpital Saint-Louis, M. Odier compte aussi 3 décès par maladies étrangères à la fièvre puerpérale, ce qui lui donne encore une mortalité brute de 2,15 pour 100 sur ses accouchées, tandis que sur les 319 femmes accouchées dans ma salle commune, il n'y a que 2 décès en tout, et étrangers, comme ceux de M. Hardy, à la fièvre puerpérale ; ce qui ne me donne qu'une mortalité brute de 0,62 pour 100.

Les chiffres, comme on le voit, sont encore en faveur de l'organisation de mon service, d'autant plus que l'absence de fièvre puerpérale n'est évaluée, pour les chambres isolées, que sur un total de 139 accouchements, tandis que pour mon service, elle l'est sur un total de 319.

L'institution de chambres isolées, pour tous les accouchements qui sont à la charge de l'assistance publique, n'est pas d'ailleurs applicable aujourd'hui, à cause des dépenses énormes qu'elle occasionnerait et de l'augmentation du personnel hospitalier qu'elle nécessiterait.

L'idée émise par mon excellent collègue et ami, M. Tarnier, de donner pour garde-malade à une accouchée une femme enceinte à terme et attendant son tour, m'avait d'abord paru fort ingénieuse ; mais en y réfléchissant, on voit qu'il y aurait à redouter, chez de telles gardes-malades, trop peu du dévouement désintéressé que l'assistance publique doit à ses assistées ; la clientèle de nos services d'accouchement est peu digne en général des libéralités de M. de Montyon ! Il y aurait, en outre, à craindre les résultats de l'impéritie et de l'ignorance des soins à donner à une nouvelle accouchée de la part de femmes qui seraient entièrement novices sur ce point. Enfin l'impossibilité absolue de faire porter la nouvelle accouchée par une femme enceinte sans de grands dangers pour toutes deux, éloigne, si je ne me trompe, de plus en plus la réalisation de cette idée, si séduisante qu'elle soit au premier abord.

En définitive, j'ai montré par des chiffres quels sont les résultats que tout médecin d'hôpital peut obtenir dans un service d'accouchements, par l'application rigoureuse de certaines mesures hygiéniques.

Jusqu'à ce que l'assistance publique soit en mesure de fournir un domicile aux malheureuses femmes qui en manquent, et qu'on ne peut pas laisser accoucher dans la rue, je suis d'avis qu'il y a lieu de conserver, dans tous les hôpitaux, des services d'accouchements placés sous la direction immédiate des médecins, et j'engage vivement ceux de mes collègues auxquels incombera une aussi lourde responsabilité, à appliquer dans leur service les mesures hygiéniques qui m'ont réussi.

PARIS. — J. CLAYE, IMPRIMEUR, 7, RUE SAINT-BENOIT.

www.ingramcontent.com/pod-product-compliance
Ingram Content Group UK Ltd.
Pitfield, Milton Keynes, MK11 3LW, UK
UKHW021959260726
13994UKWH00004B/1857